人類は病から
解放される

サイエンス・オブ・バイブル

ミレニアム（千年王国）を生きるために

SEISHI・K

文芸社

まえがき

私がこのフォース（力）に出会ったのは、1992年3月23日です（私の生年月日は、1951年8月7日）。

その1992年以来、約10年間の経過の中で、このフォースにより、私は様々な人々の病気を改善する仕事を続けてきましたが、その経験と医学的知識、そして物理学と生命科学の認識を深めていった結果として、私は今、創り上げてきたバイタル・サイエンスを一冊の本にまとめ、世に問うことにしました。

私は、この5年の間にコミュニティ・ユニオン（共同体）として任意の団体V.C.A（バイタル・コンサルタント・アソシエーション）をつくり、全国に100人くらいの仲間がいます。彼らはヒーリング・スポットと呼称される各拠点で営業、もしくはその準備を行っています。

私は1996年、税務署に健康コンサルタントとして届け出をし、営業を始め、毎年青色申告書を提出しています。各ヒーリング・スポットでも、営業内容はほぼ同様です。詳しくはホームページをご覧ください

(http://www.intnet.co.jp/vital)。

バイタル・サイエンスは人類にとって全く新しい科学であり、途方もないブレイクスルーです。自分の健康と家族の健康を、生涯守ってゆくことができる学問です。

各ヒーリング・スポットでは月1回教室を開いており、数十人の人達が学んでいます。1年12回で、誰でも私と同じように、ヒーリングを直接でも遠隔でもできるようになります。教室の料金は無料ですが、使えるようになるリリースという状態になるまでには、1年分のヒーリング料金が必要となります。もちろん1年間ヒーリングを受ければ、ほとんどの人は健康になります。その後は教室で学んだことを実践していけば、誰でも自分の健康と家族の健康を守っていくことができます。ヒーリング・スポットはそのお手伝いと実践を教えてゆく所です。

この本を手にした皆さんには、バイタル・サイエンスの出す結果と事実を見ていってほしいのです。事実だけを見ていってほしいのです。

ゆっくりでいいのです。

静かに見守っていってください。お願いします。

2002年2月14日

著　者

目 次

まえがき ………………………………………… 3
基 礎 編 ……………………………………… 9
1 バイタル・サイエンス（生命科学）
2 バイタル・リリース（生命体の解放）
3 バイタル・レベル（生命体の波動値）
4 具体的なバイタル・リリースの方法
5 宇宙の法則
6 鉄の法則
7 第四根源人種

●1996年の気づき
●1997年の気づき

実 践 編 ……………………………………… 33
1 癌発生のメカニズム
2 リンパオロシの完成
3 波動表の作成

4　ヒーリング・バス――実践と効果
5　ヒーリングの実際

●1998年の気づき
●1999年の気づき
●2000年の気づき

技　術　編 ………………………………… 63

【リュウマチ】【難聴】【腎臓結石】【脳梗塞】【狭心症、心筋梗塞】【乳癌】【不妊】【近視、老眼の改善】【薄毛の改善】【シミの改善】【シワの改善】【腹、太腿部のたるみの改善】【胸を大きくする】【水虫の改善】【斜視の改善】【蓄膿症の改善】【痔の改善】

●2002年の挑戦

応　用　編 ………………………………… 77

1　老・病を超える
2　頭蓋咽頭の役割
3　感性レベルと脳波レベル

4　V.Aカリキュラム

現世を超えて …………………………… 95

1　7つの封印が解かれる時

2　最後の審判の本当の意味

3　最終章

[付] …………………………… 103

●ミレニアム（千年王国）の予定

●バイタル・サイエンスを伝えていく人々へ

●代々の一者へ（伝え遺す言葉）

あとがき …………………………… 112

基　礎　編

1　バイタル・サイエンス（生命科学）

バイタル・サイエンス(生命科学)とは、生命体(魂、本質）の科学であり、学問です。学問である以上、誰が学んでも同じ結果が出せなくてはなりません。

この生命体は、人間の身体と一緒に存在し、しかし目に見えず、脳の使っていない部分につながり、広がっています。霊能者にはオーラという形で見えるそうです。私にはまだ見えません。

物理学的に言うと、電子が加わっていない原子核(中性子、陽子)の見えない粒子が、無数に集まった集合体ということになります（中性子、陽子に電子が加わって初めて物質化する)。

精神世界において、生命の本質とされている生命体は、時間軸を考慮に入れない場合の現世＝三次元の上の四次元に属し、時間は無く、無限、無辺、無量の世界に存在します。したがって、バイタル・サイエンスは四次元の学問とも言えます。つまり人間は三次元の身体と四次元の生命体との両方で成り立っている存在ということになります（P.17図「人の成り立ち」)。

2　バイタル・リリース（生命体の解放）

バイタル・リリースとは、その人の生命体にフォース（力）を与えて、コズミック・エネルギーを自由自在に使えるようにすることです。宇宙に広がっているコズミック・エネルギーは、無限です。人類は、この無限のエネルギーを手にすることができるのです。

3　バイタル・レベル（生命体の波動値）

バイタル・レベルは、「波動値」という特殊な数値を使って表します。

例えば、地球上の最も綺麗な水は、＋21と高い値となります。海洋深層水はほとんどが＋21です。ちなみにミネラルウォーターは、＋13から＋18、東京、千葉、埼玉の水道水は－14で、一見綺麗に見える水道水も、今ではかなり身体を害する水となっています。

こういった水で食事を作ると、防腐剤や添加物などが入っているため、それらを摂取している一般の人の臓器の波動値は、－15くらいになっています。

このように身体の臓器も波動値を使って表します。

生命体も波動値を使って表しますが、生命体のフォースのレベルは、次のように、おおまかに10段階に分かれています。

フォースが使えるようになった生命体は、スタートの1段階が＋18となり、数学的に表すと10^{-22}cmで、これは生命体の粒子の細さを表します（ちなみに電子顕微鏡で見える限界は、10^{-20}cmと言われています）。

2段階は	＋36	10^{-24}cm
3段階は	＋54	10^{-26}cm
4段階は	＋72	10^{-28}cm
5段階は	＋90	10^{-30}cm

このように生命体は、進化するごとに原子核の数が増え、粒子が細かくなっていきます。

この最高段階である5段階を持った人としては、現文明上、聖人と呼ばれた人々の生命体がこのレベルとなります。孔子、空海、日蓮、ナイチンゲール、ガンジー、マザー・テレサなどがそうです。

もちろん生命体は永遠ですから再び身体を持つことになります。ちなみに2002年2月現在、前に挙げたうちの2人が、我々V.C.Aメンバーの子供として生まれています。

さらに進み、

6段階は　+ 108　10^{-40}cm

現文明の歴史上では、釈迦とイエス、この2人しかいません。もちろん生命体は永遠ですから、この2人も身体を持つことになります。イエスの再臨となるわけです。

釈迦は2500年間身体を持ったことはありませんでした。生まれた時から+ 108の生命体を持っており、その実体を間違うことがありません。釈迦の予言通り、釈迦はマイトレイヤー（ミロクボサツ）の生命体を持つ女性の子となって、2002年に生まれてきました。

また、この6段階は2つに分かれています。そしてさらに上もあります。

6段階は	+ 108	10^{-40}cm
	+ 150	10^{-45}cm
7段階は	+ 250	10^{-50}cm
8段階は	+ 350	10^{-60}cm
9段階は	+ 450	10^{-70}cm
10段階は	+ 1,000	10^{-80}cm

この10段階は、地球や太陽の星の生命体と同じレベルとなり、人間としての身体を持って存在するには、ある1人につき10年間と決まっています。バイタル・ソース（生命の源）によって、宇宙で最初の生命体が進化する星ができて以来、そのように決まっていたようです。

バイタル・ソースとは、150億年前のビッグバン（宇宙の創造）から存在する、我々の生命体を生み出した生命体（意識体）です（P.16の図）。

波動値は、　+ 10,000　10^{-90}cm

と表すことができます。これが宇宙の生命体の仕組みです。

バイタル・サイエンスの仕組み

宇宙の中心

150億年前　ビッグバン（宇宙の創造）

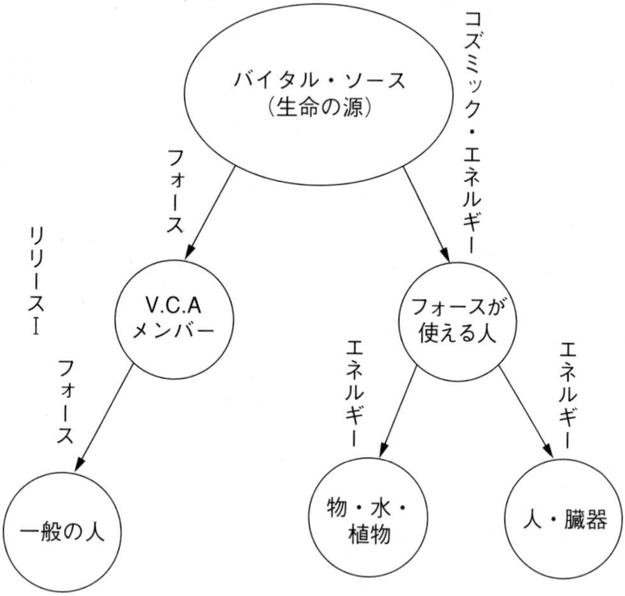

人の成り立ち

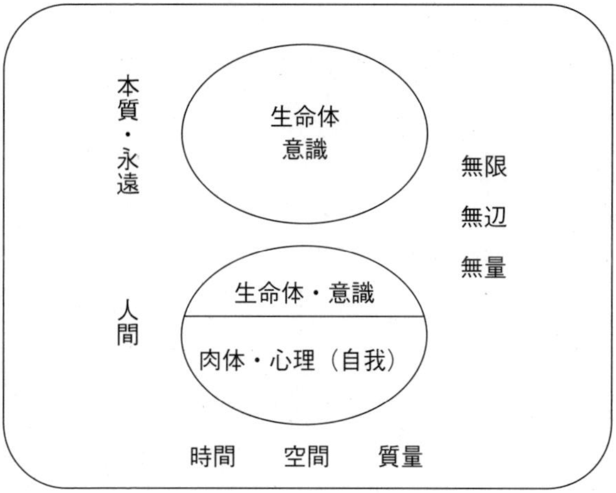

バイタル・レベル

リリースⅠ	生命体の粒子	リリースⅡ	生命体の粒子
① 18	10^{-22} cm	⑥ 108、150	$10^{-40、-45}$ cm
② 36	10^{-24} cm	⑦ 250	10^{-50} cm
③ 54	10^{-26} cm	⑧ 350	10^{-60} cm
④ 72	10^{-28} cm	⑨ 450	10^{-70} cm
⑤ 90	10^{-30} cm	⑩ 1,000	10^{-80} cm

バイタル・ソース
10^{-90} cm

物理学的に表した身体の成り立ち

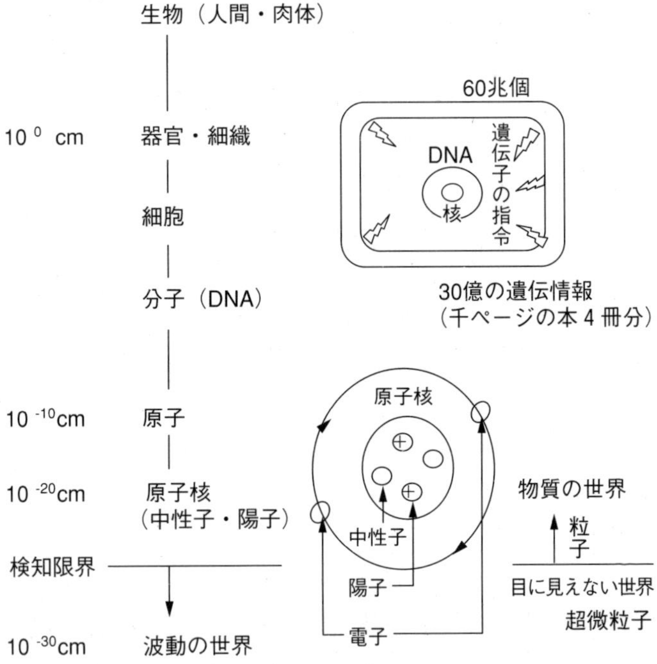

4　具体的なバイタル・リリースの方法

［リリースⅠ］

＋150以上の生命体を持つ人が、波動値を＋108まで引き下げたうえで、チャンネル（媒体）となって、レベル1＋18のフォースを与えるようバイタル・ソースにお願いすると、1段階＋18のフォースが与えられ、コズミック・エネルギーを自由自在に使えるようになります。

そしてフォースを得た生命体は、進化、向上を始めます。ただし、このリリースⅠは、誰でもできるものではありません。例えば、波動値＋90、5段階の生命体を持つ人が同じように真似をしたとすると、その人の生命の波動値は、逆に＋40に下がってしまいます。これを融合の法則といいます。

さらにもう一度行うと＋10となり、やがてマイナス生命体となってしまいます。

［リリースⅡ］

5段階＋90から6段階＋108に上がるには、リリースⅡが必要となります。

リリースⅡは＋250以上の生命体を持つ人が行います。波動レベルを＋150に引き下げたうえで、チャンネル（媒体）となって＋108のフォースをバイタル・ソースにお願いすると与えられます。

ただし、このリリースⅡは、バイタル・レベル＋90を1年以上維持し続けられ、そしてそれを希望する人に与えられます。

その人はV.C.Aメンバーとなり、バイタル・サイエンスを今度は教えていく立場となっていきますが、そこには何の規制もなく、言動・意志など全てその人の自由です。

5　宇宙の法則

いったんフォースを得た生命体は、同じレベルに留まっているわけではありません。進化、向上を始めていきます。もちろん間違えれば後退することもありますが、気づいて修正すれば、再び進化、向上を始めます。宇宙の法則を知ればよいのです。

最も良い例を挙げますと、近代では、ガンジーやマザー・テレサのその生き方は、まさに宇宙の法則に沿った生涯であったことになります。

宇宙の法則

調和、共存、愛、平等、互恵

これだけです。そして物質社会とちょうど逆となっています。

物質社会

対立、競争、戦争、支配、搾取

このようにいったんフォースを得た生命体を持つ人は、宇宙の法則に沿った生き方をしていけば、生命体は進化、向上をし続けます。

四次元は三次元を包含しているため、フォースを得た生命体を持つ人は、この宇宙の法則を守っていくだけで、すべて良い方向、幸せな生き方ができるようになります。もちろんお金持ちになるとか有名人になることではありません。

今世＝三次元での私の経歴は、ある程度まとまったお金を持ったこともありますが、相当の借金を抱えたりと、かなり波瀾に富んだ人生でした。しかし1996年頃からは法則に沿った生き方をしてきたため、一度も貧したことはありません。もちろん食べていかれればよいといった程度で、三次元的な地位もお金持ちにもなっていません。そして残された今世も、この生き方が変わることはありませんし、有名になるつもりも、マスコミに出るつもりもありません。

今が一番自由で幸せだからです。ゆったりと時間が過ぎています。

6　鉄の法則

バイタル・レベルが上がれば上がるほど、宇宙の法則は厳格に働きます。

バイタル・レベルの1段階から5段階までは、上昇したり後退したりしますが、しかし後退した時に気づき、修正さえすればよいのです。何を間違ったのか気づき修正すれば、再び、進化、向上を始めます。

しかし、バイタル・レベル6段階以上の生命体を持つ人は、間違えて後退してしまうと、元に戻ることはありません。バイタル・レベル6段階から5段階に後退するようなことがあれば、二度と永遠に6段階に上がることはありません。そしてそのことに気づかず間違ったことをし続けた場合、最も高かったバイタル・レベルのちょうど逆のマイナスのレベルまで下がり続けます。

7　第四根源人種

今までの現文明における人間を、精神世界では「第四根源人種」と呼んでいますが、今の普通の人のバイタル・レベルは−5です。ちなみにイルカのバイタル・レベルは、＋15です。癒しの動物と言われる由縁です。以下、様々な生物のバイタル・レベルの例を挙げます。

ジュゴン、マナティ	－5
チンパンジー、鯨	－10
ゴリラ、シャチ	－15
植物	－20
犬、猫、虎、ライオン、鳥	－30
石、鉱物、薬	－50
ニトログリセリン	－80

このようにあらゆる動物、植物、石や物質には、生命体とバイタル・レベルが存在します。そして何千年という長い年月をかけ、進化、向上を図ろうとするのが宇宙の仕組みです。

そして人間としての最後の進化がレベル10＋1,000のバイタル・レベルとなり、人間は卒業となります。意識体となって、次なる役割を宇宙の中で果たすことになるのです。

また、この法則は、一般社会の中でも働いています。例えば、地位や権力、お金のために嘘を人に信じ込ませ、支配、搾取をしているような人の生命体は、大体、－30くらいに後退しています。もちろん、本人は気づいてはいないのでしょうが、このように宇宙のその一員である地球では、法則は厳格に働いています。つまり－30の生命体は、来世、次は人間ではないということになります。

●1996年の気づき

気づきの始まりは、頭蓋咽頭《とうがいいんとう》と脳下垂体《のうかすいたい》異常の改善により、アトピー性皮膚炎の子供と内臓攻撃型の自己免疫疾患の中年女性、アトピー性皮膚炎とバセドウ病の若い女性を健康にしたことであった。

この頃、私のバイタル・レベルは＋90から＋95、＋103、＋108に自力で上がっていった。

確か1996年10月頃である。この時は解らなかったのだが、今考えてみれば、過去生ですでにこの＋108のレベルを体験していたために、このレベルを得ることができたのであろう。

1996年11月頃、私と同じ仕事をしていた若い男性1人をリリースし、＋108のバイタル・レベルに引き上げた。驚くべきことが起こった。私のバイタル・レベルが＋150に上がったのである。宇宙の法則には、他の生命体を成長、向上させれば、自分の生命体は、さらに向上、成長するという法則のあることが解ったのである。これを共成の法則という。

この頃、私はフーチセンサー（鎖に円錐形の重りのついたもの）による波動値の測定を始めた。

また、1996年11月、私は税務署に、健康コンサルタントとして個人事業の開業届を出し、独立をした形で営業を始めた。

●1997年の気づき

1997年1月頃、私と同じ仕事をしていた若い女性を若い男性と同じようにリリースし、＋108のバイタル・レベルに引き上げたところ、若い男性のバイタル・レベルが＋150に上がり、私のバイタル・レベルは＋250に上がった。今度は驚くことはなかった。

1997年2～3月頃、同じ仕事をしていた男性1人と若者（学生）2人をリリースしたところ、若い女性が+150に、若い男性が+250に、私が+350に上がった。今度も驚くことはなかった。

また、この頃、自分のバイタル・レベルを意識で自由に変えられることに気づき、ある日、若い男性と実践したところ、若者2人は+ 150、若い女性は+ 250、若い男性は+ 350、私のバイタル・レベルは+ 450となった。今度はこの宇宙の法則に夢中になった。次はどうなるか、ほぼ予想がついたからである。

1997年4月3日、この日初めてある若い男性にリリースの方法を教えた。そして彼は、バイタル・レベルを+150に引き下げ、リリースを行うことを実践した。さらに4人の仲間が加わった。

この日、若い女性は+ 350に上がり、若い男性は+ 450に、私の生命レベルは+ 1,000となった。

この日から、1カ月近く声がかすれ、その後はほとんど出なくなり、食事も1日そば1杯ぐらいしか食べられなくなったが、身体のほうはまるで元気で、仕事もせず、精神世界の本や宗教の本、聖書の解釈本などを1日中読みあさっていた。そしてこの時点では、私は10段階＋1,000に達するのが1人とは解っていなかったが、身体を持っては10年間しかそうならないことは覚悟はしていた。

なぜなら、1992年、私をリリースしてくれた先駆者（聖書の『黙示録』に出てくる「先駆けの者」と思われるのであるが）が、しきりに10年と言っていたからであった。

ちなみに後で解ったことであるが、この先駆者ともう1人に、フォースを与えた別の人がいたのである。この人は、ある宗教団体の名も無い女性で、その後もつましく暮らしていると聞いた。エリア（天使）の生命体である。

1997年4月25日、この日は若い女性がリリースする順番であった。私は若い男性に「＋1,000のバイタル・レベルになったら身体は10年間しか存在できない」ことを告げたが、若い男性はそれでもよいと言う。そこで＋350の若い女性が4人の仲間をリリースした。リリースを行うと、若い女性は＋450に上がったが、若い男性は＋450のままであった。

つまり身体を持っている状態では、＋1,000は1人と決まっていたのである。これを一者の法則という。

私は1997年5月12日、29日、7月15日と、5段階＋90の生命体を持つ仲間を全国で次々とリリースしていった。

この時点で＋450は5人、＋350は12人、＋250は26人、＋150は54人、＋108は108人と決まっていたことが解った。もちろん身体を持った状態でのバイタル・レベルということである。

いずれ肉体は無くなる。生命体だけになった時は、もちろん生命体のフォースが残るわけであるから、生命体のレベルは変わらない。来世に持っていくことができるのはこれだけである。この宇宙の広さを考えれば、生命体だけとなれば数量の制限は無くなるのではないか。ただし、生命体の進化、向上は身体を持った時に限られている。

地球は、全宇宙の中で7番目の生命体が進化する星と呼ばれている。実は、私が今世の役割を終えたら、人間は卒業となるわけで、次の役割は、意識体となって8番目の星に行くことになっているらしい。まだその時にならなければどう展開するのかは解らないのであるが········。

この頃から、様々な病気の改善と波動値のデータが多く蓄積されていった。

脳梗塞《のうこうそく》による50代女性の右半身不随の改善。軽い梗塞であったため、わずか数カ月の期間で普通に歩けるようになった。字が書けるようになるのには半年くらいかかった。

若いアトピー性皮膚炎の母子は、その頃は遠隔によるヒーリングは行っていなかったので、私が毎週半年にわたって家に出向いた。なぜなら、あまりにもアトピー性皮膚炎がひどく、外に出られる状態ではなく、家事もできなかったため祖母に面倒を見てもらっていたからである。それも半年くらいで改善、それ以降2～3年は、ひどくはなっていないと連絡があった。

その頃には、自己免疫疾患の様々な病気と脳下垂体の役割、そしてその指令を疎外する頭蓋咽頭の狂いと発病する病気の種類、そのメカニズムがほぼ解ってきた。もちろんその改善の方法もである。

実　践　編

1　癌発生のメカニズム

癌はウイルスによって発生するものが多いということは、意外と知られていません。癌ウイルスは、小腸において遺伝子の突然変異という形で発生することは、現代医学でも解りつつあるようです。

癌ウイルスは単独で増殖することはできないので、腸の近くの細胞に取り付いて、癌の遺伝子が取り付いた細胞の中でコピーされ、増殖し続けます。正常細胞をどんどん癌細胞に変えていくわけです。しかも、正常細胞は平面の断層の繰り返しで増えていくのに比べ、癌細胞は立体的に広がっていきます。

人は、ウイルスや薬物など外部異物に対する防御システムを有しています。免疫といわれる、現代医学でも注目されている仕組みです。免疫が正常に機能している場合、小腸で発生した癌ウイルスは、すぐにリンパ管に取り込まれ、リンパ節の中で、NK細胞、T細胞といった免疫細胞に破壊されて、マクロファージ（大《たい》食《しょく》細胞）に吸収されます。

ちなみに癌ウイルスは、1日に3,000～4,000個発生していると言われています。

ところが、大量に癌ウイルスが発生してリンパ節に取り込まれた場合、破壊、吸収が間に合わず、リンパ節が膨らんだ状態となり、リンパ管を流れるリンパ液の動きが悪くなり、防御システムが働きにくくなります。結果、癌ウイルスが細胞に取り付くことになるのです。

そしてまず、小腸に小さな癌が発生し、まわりにある子宮、卵巣、前立腺、膀胱、大腸などに転移していくと思われます。しかも、小腸の小さな癌はなかなか今の検査医療では発見されにくいのです。乳癌や肝臓癌が発見された時は、小腸癌から2番目か3番目の転移先になってしまっているということになるわけです

癌の経過進展と転移

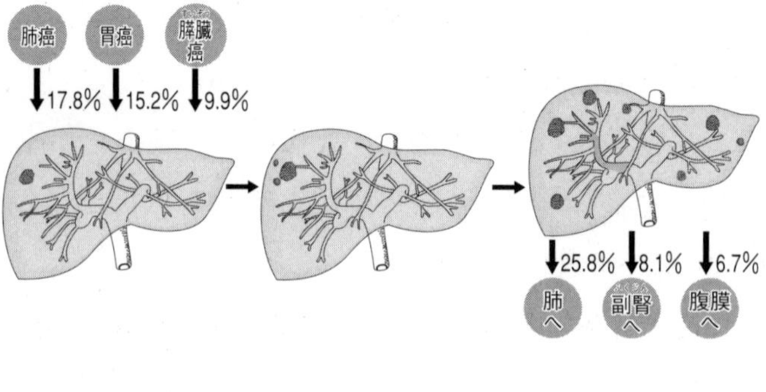

（現代の医学では、まだここまで解明されてはおりません）。

2　リンパオロシの完成

このリンパ節の詰まりを取り除き、全身のリンパ液の流れを常にスムーズにさせるのが、「リンパオロシ」です。

詰まっているリンパ節に波動エネルギーを送り、柔らかくしておいたうえで手や脚の骨髄のポイントから詰まりを抜いていくと、全身のリンパ液はスムーズに流れ、癌ウイルスが発生しても、瞬時に破壊され吸収されることになります。特に、鼠径《そけい》リンパ節と腸のまわりのリンパ節はつながっていて、重要なポイントとなっています。つまり、リンパオロシを週2回くらい行っていれば、癌ウイルスは細胞に取り付くことができず、癌細胞が増殖することはないわけです。

リンパ節の構造

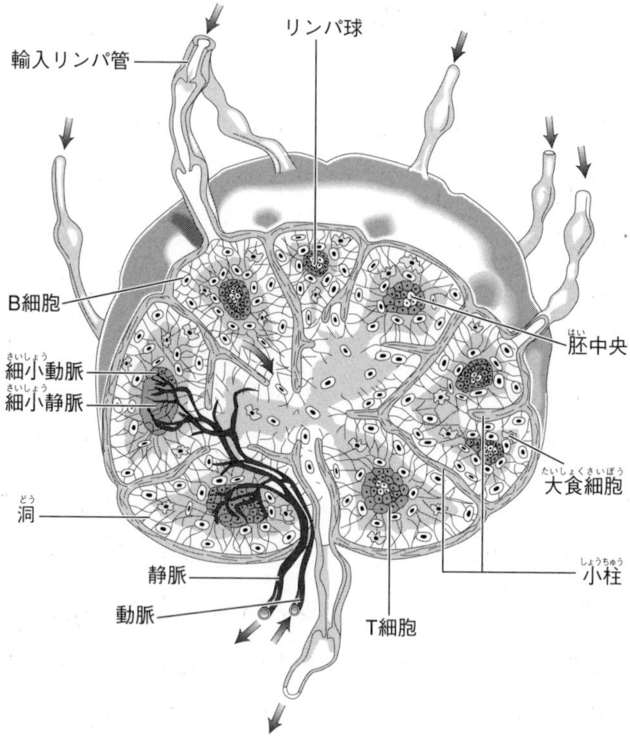

輸入リンパ管
リンパ球
B細胞
胚《はい》中央
細小《さいしょう》動脈
細小《さいしょう》静脈
洞《どう》
大食細胞《たいしょくさいぼう》
小柱《しょうちゅう》
静脈
動脈
T細胞

リンパ系

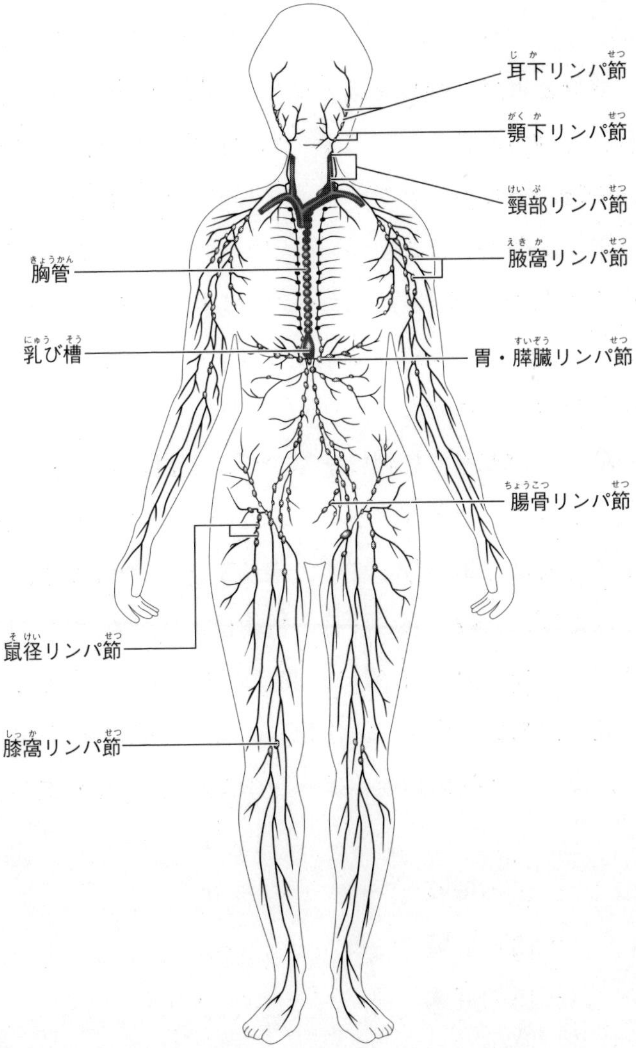
耳下《じか》リンパ節《せつ》
顎下《がくか》リンパ節《せつ》
頸部《けいぶ》リンパ節《せつ》
腋窩《えきか》リンパ節《せつ》
胸管《きょうかん》
胃・膵臓《すいぞう》リンパ節《せつ》
乳《にゅう》び槽《そう》
腸骨《ちょうこつ》リンパ節《せつ》
鼠径《そけい》リンパ節《せつ》
膝窩《しっか》リンパ節《せつ》

3　波動表の作成

波動表とは、身体を細分化し、内臓や神経、頭の血管、各種ホルモンやTリンパ球、Bリンパ球、自律神経や総合免疫力などを、数値化して表したものです。

地球上の物質は＋21から－21で表すことができ、地球上の最高に綺麗な水は＋21です。千葉の水道水は、－14。ちなみに、ミネラルウォーターは、＋13から＋18くらいです。

私たちの教室で最初に学ぶのが、－14の水道水に波動エネルギーを送り＋21にすることです。リリースを受けた人は、誰が行っても、水は＋21になります。

例えば、一般の人の肝臓の数値は、ほとんどが－15です。この－15の肝臓に、波動エネルギーを送ると、肝臓の波動値は変化（活性化）します。その臓器の状態により、波動値の変化は、次の6段階に分かれます。

1	－15の肝臓	→	＋10
2	－15の肝臓	→	＋5
3	－15の肝臓	→	0

4　　－15の肝臓　→　　　－5
5　　－15の肝臓　→　　　－10
6　　－15の肝臓　→　　　－15

－15の肝臓に波動エネルギーを送っても、波動数値が－15のまま変化しないのであれば、すでに、癌細胞がその臓器に発生していることを表しています。現代医学の検査ではまだ発見できないような初期段階の癌です。

次に、－14の肝臓に波動エネルギーを送ると波動値は＋15まで変化します。

同様に、

－13の肝臓は＋20まで、

－10から－12の肝臓は＋21まで。

つまり人間の身体の最高値＋21まで肝臓を活性化させることができるのです。

ただし、この波動値は次の日、24時間後に、－5ポイント下がります。例えば、＋10に活性化した肝臓は、

1日目　　　＋5

2日目	0
3日目	－5
4日目	－10
5日目	－15

と、このように元の数値に戻ってしまいます。したがって、週に2回のヒーリング、もしくは以下に述べるヒーリング・バスが、健康な身体をつくっていくのに必要となるわけです。

4　ヒーリング・バス——実践と効果

ヒーリング・バスは、＋108以上の生命体を持つインストラクターが行います。

曜日と一定の時間帯を決め、インストラクターはヒーリング・バスの波動＋150のエネルギーを送ります。受ける側は、決められた曜日、時間帯にお風呂（自分の家、または温泉でもジャグジーでも可）に3分間つかります。

この時、お風呂の温度設定が重要となります。温度設定は、40～44℃まであり、その人の状態で違ってきます。

そうした状態になってもらい、インストラクターが波動エネルギーを送ると、そのお風呂の水は＋108の水となり、雑菌などは死滅してしまいます。身体の中にある細菌やウイルス、癌細胞に、お風呂の熱がピンポイントで伝わり、細菌やウイルスを死滅させ、癌細胞を減少させます。

現代医学で言えば重粒子放射線治療がこれに一番近く、癌細胞にピンポイントで42.9℃以上の熱を当てると癌細胞は死滅することが解っています。これを、わざわざ入院しなくても家庭のお風呂で行えるのです。

ヒーリング・バスの設定温度

細菌、インフルエンザ・ウイルス	40℃
B型肝炎ウイルス	40℃
A・C型肝炎ウイルス、SARSウイルス	41℃
癌ウイルス、癌細胞（3分、週2回）	43℃
HIV（エイズ・ウイルス）、エボラ・ウイルス（2分、週3回）	44℃

しかし温度設定を守らなければ効果はありません(P.43の表)。

ヒーリング・バスの特質は、全身の血液に、お風呂の熱が伝わることです。したがって、HIV(エイズ・ウイルス）には絶大な効果を表します。

実例を挙げておきます。

・HIV感染後2～3年の20代後半男性、合併症無し。
・週2回の44℃のヒーリング・バスと週2回の直接のヒーリングを3カ月続けたところ、血液検査でHIVネガティブ（陰性）となりました。

つまり、
週2回の44℃のヒーリング・バスと週2回のヒーリング
もしくは、
週3回の44℃のヒーリング・バスと週1回のヒーリング
を3～4カ月続ければ、HIVは消滅することが実証されたわけです。

世界中にエイズ感染者の数が広がり、完治する治療法の見つかっていない現在、ヒーリング・バスの存在は朗報と言えます。

ちなみに、ヒーリング・バスの料金は現在、日本では1,000円（1回につき）です。ヒーリング・バスの実践はバイタル・レベル6段階以上の生命体を持つV.C.Aメンバーは誰でも行えます。現在、V.C.Aメンバーは100人くらいで、いずれ国単位で国際貢献を果たす必要も出てくるでしょう。

海外での価格で言えば、ヒーリング・バスの料金は、米ドルで10ドル、ヨーロッパでは10ユーロくらいとなり、物価水準の低い国では、だいたいＴシャツ１枚くらいの料金が適当かと思われます。

直接、遠隔によるヒーリングは、その倍程度の料金となります。

5　ヒーリングの実際

直接椅子に座った状態で行います。まず、リンパオロシを手と脚とに分けて行います。

次に、内臓別に波動エネルギーを送ります。例えば、肝臓のヒーリングは肝臓を3つに分け、左、中、右と順番に波動エネルギーを送ります。肝臓は、右の下の方から悪くなっていき、左の部分が最後に機能している状態になるからです。この時、臨界線という、掌に一番強く感じるところから波動エネルギーを送ります。細胞が変化するごとに、臨界線は臓器（身体）から離れた空間から、だんだん身体の方に近づいてきます。臨界線が身体の10〜15cmくらいまで近づいてきたら、細胞の変化は、終了します。1回のヒーリングで細胞が変化するのには限界があり、1回に何度繰り返しても意味がありません。

肝臓を変化させるのには、せいぜい数分かかる程度です。そして次の臓器へと次々に行います。ここで見落としがちな臨界線を注意しておきます。

機能低下の臓器の臨界線は、身体から遠くにあります。例えば、腎臓が機能低下していて波動が弱い場合、臨界線が解らないことがあります。このような場合、脳下垂体に波動エネルギーを送ることで副腎皮質ホルモンが活性化され、腎臓の波動がハッキリしてきます。そして、その臨界線から波動エネルギーを送るように

します。

癌細胞の臨界線も遠くにあり、臨界線から波動エネルギーを送らなければ癌細胞は変化、減少しません。また、詰まったリンパ節のリンパ液の流れを良くすることができなければ癌細胞は変化しません。臨界線の一番遠くから、叩くように波動エネルギーを送り、身体に近づいていくまで波動エネルギーを送り続けると、癌細胞さえも変化、減少していきます。

感性とは、手に感じるものであるため、三次元に属しますが、フォースは生命体にあるため、四次元に属します。四次元には、時間も空間も質量もありませんから、感性が高くなっていくとヒーリングを直接行っても、遠隔で行っても理論的には同じということになります。つまり、わざわざ私の所に来なくても、ヒーリングはどこでも受けられるのです。自宅に居ても会社でも海外に居ても受けられます。同時に何人の人が受けても、四次元は無限、無辺、無量の世界ですし、私の生命体を通過する宇宙エネルギーは無限なわけですから、ヒーリングは無限に行えます。ただし、波動表の作成は1枚5分程度かかるため、1日でできる枚数は限られてくるのです。

私のスポットでは、現在、北海道から沖縄まで遠隔によるヒーリングを行っています。

ヒーリング・バスも同様です。時々、ヨーロッパやアメリカから電話が入ることもあります。旅行先で具合が悪くなったためです。他の星にいても同じです。まだ宇宙船から、連絡が来たことはありませんが………。

ヒーリングの実際

週2回

手リンパオロシ　1回

足リンパオロシ　2回

肝臓（左・中・右）	気管支・肺
	脾肝静脈・脾臓
尿管（左・右）	
	胃・十二指腸
膀胱（左・右）	門脈・小腸
腎臓（左・右）	胆管・胆嚢
	膵臓（右・中・左）
心臓	
	上行結腸・下行結腸
視床下部	S状結腸・直腸
頭蓋咽頭	前立腺
脳下垂体	左卵管・子宮・右卵管
	卵巣（左・右）

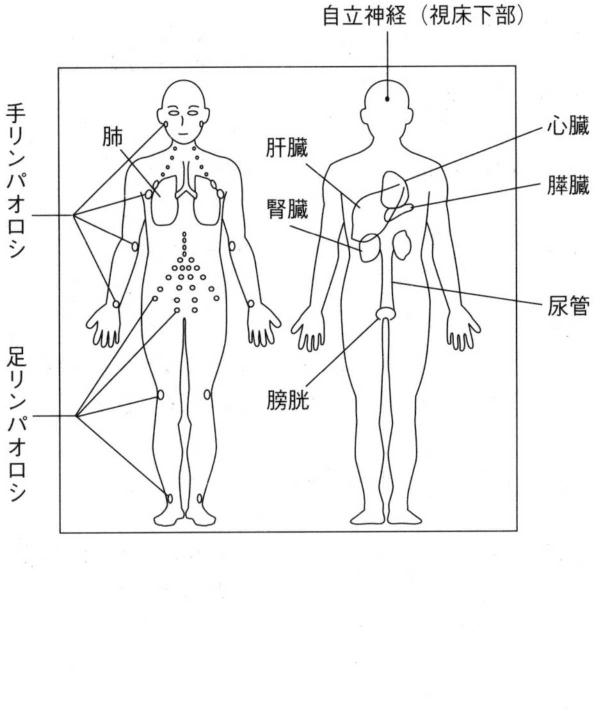
自立神経（視床下部）
手リンパオロシ
肺
肝臓
心臓
膵臓
腎臓
尿管
足リンパオロシ
膀胱

[実例——中期の膀胱癌]

では、実際に癌がどう変化していくか実例を挙げてみましょう。

・59歳・男性。クモ膜下出血で倒れ、手術。意識も弱く、入院3カ月。

図(P.52)のように膀胱癌中期に入ると、癌は膀胱の筋肉の中に増殖していきます。膀胱の厚さは10mmほどしかなく、筋層深くまで浸潤すると膀胱の本来の働きはできなくなり、前立腺、直腸、骨盤などに転移する可能性が高くなります。

この時期から、尿が白くにごり、白い細胞片が尿に混じって出てくるようになりました。入院中で動けず、尿道にカテーテルを挿入していたため、ビニールに入った尿の状態は明確に解りました。

この男性の場合、クモ膜下出血の原因は、膀胱腫瘍が左の尿管を塞ぎ、左の腎臓が働かなくなって頭の血管に圧迫が加わり、クモ膜下出血を引き起こしたものと思われます。

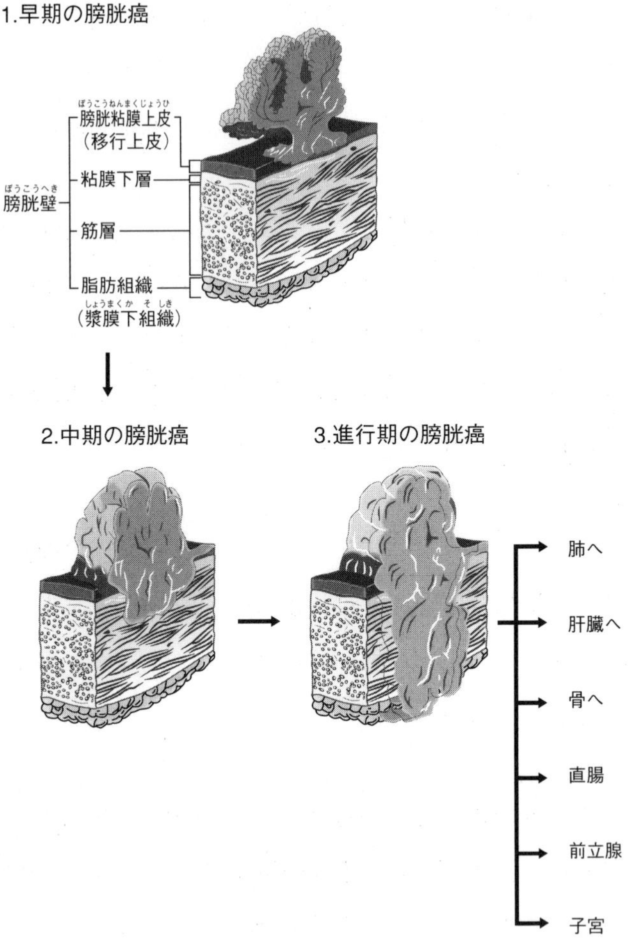
1.早期の膀胱癌
膀胱粘膜上皮《ぼうこうねんまくじょうひ》
（移行上皮）
粘膜下層
膀胱壁《ぼうこうへき》
筋層
脂肪組織
（漿膜下《しょうまくか》組《そ》織《しき》）
2.中期の膀胱癌
3.進行期の膀胱癌
肺へ
肝臓へ
骨へ
直腸
前立腺
子宮

2001年3月19日～2001年11月1日
週3回の遠隔によるヒーリング

3月19日		（波動値）	8月1日		（波動値）
大きさ	60.0mm		大きさ	50.0mm	
深さ(筋肉の中)	7.0mm	−15.5	深さ(筋肉の中)	1.5mm	−14.5
上部	20.0mm		上部	6.0mm	
5月1日			9月1日		
大きさ	80.0mm		大きさ	25.0mm	
深さ	5.5mm	−15.5	深さ	1.0mm	−14.5
上部	14.0mm		上部	3.0mm	
6月1日			10月1日		
大きさ	90.0mm		大きさ	15.0mm	
深さ	4.0mm	−15.0	深さ	0.5mm	−14.0
上部	11.0mm		上部	1.0mm	
7月1日			11月1日		
大きさ	80.0mm		癌細胞は		
深さ	2.5mm	−15.0	無くなっ		−13.5
上部	9.0mm		た。		

最近、このような症状を訴える人は多くなっています。今までになかったような頭痛を訴える人は要注意で、60歳前後の人に多く見られる症状です。

●1998年の気づき

脳下垂体から白血球への指令、および白血球の中の好酸球への指令が、下垂体のすぐ後ろにある頭蓋咽頭の障害により狂い、自己の免疫が皮膚のコラーゲン層を攻撃する。これがアトピー性の病気のメカニズムである。

こういった免疫の狂いを自己免疫疾患という。他に膠原《こうげん》病など難病の多くが自己免疫疾患に属する。アトピー性皮膚炎は小児喘息、またアレルギーなどを伴う場合が多く、喘息の発作は門脈に強い圧迫がかかった時にも起こる。決して気管支の炎症だけではない。

アレルギーには4つの型があり、Ⅰ、Ⅱ、Ⅲ、Ⅳ型に分かれている。Ⅰ型は花粉症など抗原に対しIgE抗体を生産しやすい現象であり、Ⅱ型とⅣ型は自己免疫疾患で、白血球の中の好酸球、好中球、好塩《こうえん》基《き》球《きゅう》への脳下垂体からの指令が、どれとどれが狂っているかで症状は違ってくる。Ⅲ型は膠原病、リュウマチなど好中球への指令が狂って起こる。

筋無力症、自己免疫性溶血性貧血、全身性エリテマトーデス、糸《し》球体《きゅうたい》腎炎など、全てが頭蓋咽頭の狂いによる脳下垂体の指令を狂わせているもので、いまだ現代医学においてはこのメカニズムは解っていない。

膀胱腫瘍で、7年で10回も内視鏡による手術をした50代の女性は、1～2年で腫瘍が跡形もなくなった。ヒーリングによる細胞の活性化は正常細胞を活性化することにより、腫瘍細胞を少しずつ膀胱内に押し出しはがしていき、全て正常細胞に変えていくため跡形もなくなるのです。

また、糖尿病は現代医学では完治しないとされる病気であるが、バイタル・サイエンスでは比較的早く改善する。脳下垂体からの指令でインシュリンを呼びだし、波動エネルギーを送ることで、半年くらいで改善する。もちろん先に述べたように全身のヒーリングを続けたうえでということになる。脳下垂体に出ている反応はその人の最も弱っているホルモンの反応が出ており、脳下垂体の反応は次から次にホルモンの反応が出てくるものである。

●1999年の気づき

この頃は肝臓癌、膀胱癌、前立腺癌、子宮癌、乳癌など、様々な症例と波動表のデータが蓄積されていった。前に書いたように、波動値－15、－15.5、－16の臓器が危険で、癌因子－15までが改善の身体的限界である。例えば、肺癌は肝臓癌からの転移がほとんどで、小腸、肝臓、胃などから3、4番目の転移先であるため、手術後3～5年の生存率は低い。1mmの癌細胞が1cmの癌細胞を生成するのに9～10年かかると言われている。例えば、－15の肝臓に波動エネルギーを送り、その後測っても－15と変化しない場合、肝臓の門脈のまわりに1～2mmの癌が発生していると思われる。現代医学の検査ではまだ解らない段階である。

最近、PET（ポジトロン断層法）では数ミリ単位の癌が発見できるようであるが、費用は高額である。私のところでは、1,000円で波動表を作成している。

癌は、1～2mmのうちに免疫力を上げ、改善していけば怖いものではない。

実は私も1992年、胃に15mmの癌ができていた。さらに小腸、肝臓、大腸に1カ所ずつ、3カ所に癌があった。

前世、43歳で胃癌で死んでいることが私には解っていたので、このフォースに出会っていなければ、今世も43歳で死んでいたのであろう。

大きさ15mm、深さ3mmの胃癌が消えていく様子は見ものであった。だんだん薄くなり広がって、30mm位まで広がってからだんだん小さくなり、6カ月くらいでなくなった。だがその途中3カ月くらいは汗に死臭が混じり、シーツが黒いシミで汚れていたことを思い出す。肝臓癌の独特の良くなる場合の症状だ。肝臓癌の癌細胞が分解されてマクロファージに取り込まれ、血液、汗や尿に混じってくるため、死臭に近い臭いがするのである。

深さ20mm、縦30mm、横60mmの肝臓癌を患っていた50代の男性の場合、週3回のヒーリング、週2回のヒーリング・バスで、8カ月くらいで癌細胞はなくなったが、とにかく臭いがすごかった。

自己免疫疾患は内臓攻撃型も多く、大腸を攻撃する潰瘍性大腸炎、腎臓を攻撃する慢性腎炎、ネフローゼ症候群、子宮を攻撃する子宮内膜症、チョコレートのう胞などが多いのであるが、全て頭蓋咽頭の狂いを正常化することで症状は改善していく。

脳下垂体の果たす役割は非常に数多く、頭蓋咽頭、脳下垂体、視《し》床《しょう》下《か》部《ぶ》、この3カ所に週2回、波動エネルギーを送り続けるだけで、ほとんどの病気が改善されると言っても過言ではない。これらの部位は、現代医学では手が出せない脳の中心部である。

●2000年の気づき

この頃、私の長女が精神分裂病（統合失調症）で入退院を繰り返していた。入院費はばかにならず、月15～22万円も支払っていたが、精神病の発病のメカニズムが解っていなかったので、今まで何人もの精神病のヒーリングを頼まれてもできなかった。しかし精神病（分裂病）のポジトロンカメラの図（P.60）を見ても解るように、分裂病、自閉症、妄想型人格障害など陰性型の脳は、前頭葉《ぜんとうよう》（前頭連合《ぜんとうれんごう》野《や》）の部分が黒く写り、活発に動いていないことを示している。何が原因で前頭葉の脳の発達が阻害されているのか現代医学では解っていない。

長女の波動表を作成した結果、その原因が判明した。またしても頭蓋咽頭であった。前頭葉の中心神経、A10神経のスタートするところに頭蓋咽頭があり、その狂いが前頭葉の発達を阻害していたのである。

前頭連合野の脳における役割は自我の形成、理性の形成、社会的適応、人に対する思いやり、やさしさなど、愛と調和をつかさどる脳と言われる。つまり精神病は脳の未発達による病気であると言えよう。

入院中の３人に精神病の遠隔ヒーリングを始めた。20代、30代、50代の女性であった。ヒーリングを始め

ポジトロンカメラで写した正常な脳

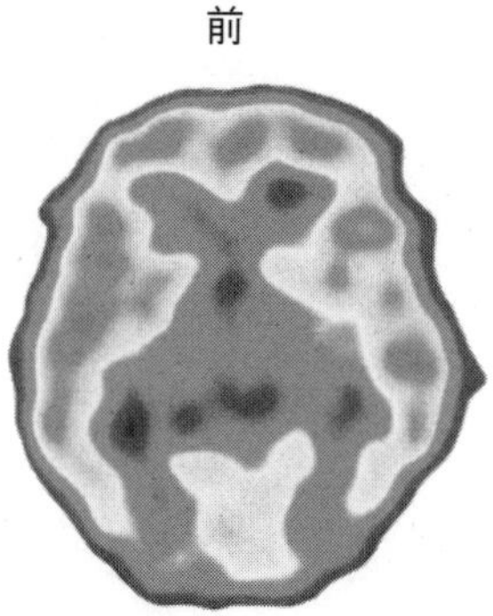
前

ポジトロンカメラで写した陰性型の脳

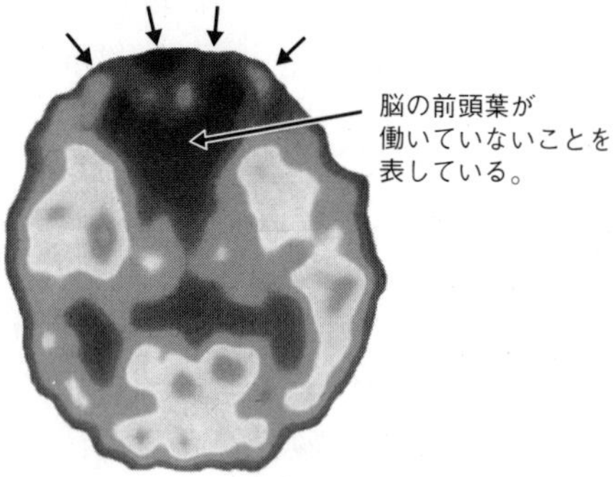
脳の前頭葉が
働いていないことを
表している。

てから、それぞれ8カ月、1年、6カ月で退院するまで改善したものの、症状は完全にはなくならなかった。前頭葉の発達を阻害している原因は取り除いたのであるが、脳神経の発達には時間がかかるからであろう。また、薬を全くやめることもできないことが判明した。精神病の主治医との連携、1〜2年の時間が必要と思われる。

自我が成立する前の小児の場合、自閉症、引きこもり、ADHD（注意欠陥・多動性障害）などの場合は薬の必要は少なく、なるべく年齢の小さい時期にヒーリングを始めれば、病状が悪化することなく改善できる。

またてんかんは10〜15歳で発病することが多い。この病気も医師との連携が必要で投薬の加減が必要である。

これらの経験を通して解ったことは、頭蓋咽頭の数値を知り、何の病気が発病するのか理解することが、最も重要だということである。

頭蓋咽頭の数値が−15で、最も重い病気は白血病である。白血病の発病の年齢は大きく3つに分かれている。5、15、25歳前後である。おそらく遺伝子の情報スイッチがいつ入るかで違うのであろう。白血病とは、脳下垂体から骨髄の幹細胞への指令が狂い、白血球を多量に作ってしまう病気である。血液の癌ともいわれる。白血病を研究することによって、血液学の本質、血液をバランスよくつくる幹細胞への指令は、脳下垂体から出ていたことが解った。

技術編

・重い疾病への応用例

【リュウマチ】

リュウマチは40代以降に発病する例が多く、やはり遺伝子スイッチが入ることで発病するものと思われます。特徴的な部位は、脾肝静脈で、－15～－15.5の波動数値となっています。

リュウマチ、膠原病の波動表はほとんど同じであり、脾臓《ひぞう》が分解した赤血球は通常、肝臓に運ばれるのですが、生まれつき脾肝静脈が細く流れないため、血液中に分解された赤血球の破片が混じることにより、リュウマチ特有の病状が現れるのです。脳溢血《のういっけつ》や脳梗塞による半身不随、また運動神経と脳脊髄神経の連携が完全に切れている場合、神経をつなぐには5年以上の時間がかかります。交通事故による頸椎《けいつい》、脊椎の神経の損傷も同じです。

ただ神経のメカニズムは、液体の螺旋状のニューロン（神経細胞）によってできているため、ヒーリングを続ければ神経の損傷さえも改善（再生）していくことが可能です。例えば、視神経、聴覚神経、舌神経、顔面神経などは時間がかかりますが、再生することも可能です。

・脳腫瘍、脳溢血の60代の男性。ほとんど寝たきりで起き上がることもできませんでしたが、2～3年で、トイレ、お風呂など自分でできるようになりました。しかし5年続けてもいまだに普通に歩くことはできていません。

【難聴】

難聴は、程度によりかなり差があります。原因がどこにあるかでまるで違います。

視神経も同様です。ある年齢になってから目が見えなくなった人の原因は様々です。

実例を挙げておきますが、脳腫瘍により右目が全く見えなくなった50代の男性の場合、視交差、外側膝状態の狂いを改善したことでぼんやり見えるようになり、黄斑部《おうはんぶ》の損傷、硝子体《しょうしたい》の濁りを改善することで視力を回復しました。

難聴は神経に異常がなく、重い中耳炎による難聴は改善しました。

難聴の程度により様々ですが、前庭《ぜんてい》神経の狂い、内側膝状態の狂い、蝸牛《かぎゅう》神経の狂い、脳の聴覚野などの波動数値を測り、どこがポイントであるかを調べ、週2回以上ヒーリングを続けていくことが効果的でしょう。神経の正常値−12ポイントまで改善していくのにかなり時間はかかると思われます。重度の難聴を改善した実証は今のところありません。

【腎臓結石】

腎臓結石はカルシウム不足の日本人には意外に多く、結石が腎盂《じんう》にくっついている時、反応は弱いのですが、ヒーリングを続けていけば腎盂から数ミリ単位ではがれていきます。

2〜3mm程度に小さくなってはがれると、尿管に入り尿と一緒に流れ出します。3〜4mmと大きいと尿管に引っかかり、尿路結石となり激しい痛みを伴います。その場合、尿管に引っかかった結石を波動で捉え、膀胱まで引きおろしていきます。膀胱の中に落ちると手の反応は弱くなります。この5年程の間に何十例を数えるほど実践をしてきたものです。

片方の尿管に結石が詰まったままになると、片方の腎臓が機能不全となり頭の血管に圧迫がかかってクモ膜下出血のおそれが出てくるため、早急な結石オロシが必要となります。

【脳梗塞】

脳梗塞は時間が経つと、脳出血同様ある程度改善するのにかなり時間がかかりますが、直後であれば後遺症はほとんど残りません。

梗塞を起こした頭の血管に波動エネルギーを送り、血栓を柔らかくして取り除きます。

この時もう1カ所ポイントがあります。ライデン線（ヨガでいう「チャクラ」の1つのようです）の斜め15度、下6～8cmのところに、頭の障害のポイントがあり同時に行います。

【狭心症、心筋梗塞】

狭心症は、心臓の筋肉に血液を送る冠動脈の一部分がコレステロールやカルシウム沈着で脆く狭くなり、血液の流れが悪くなって起こる病気です。

心筋梗塞は、はがれた血栓が血管につまり発作が起こるものです。

ヒーリングの実践では心臓とは別に冠動脈のヒーリングを行います。

冠動脈は、大きく３本に分かれており、まずどこが細くなっているかを確かめ、細くなっている部分に波動エネルギーを送ります。細い血管を1本1本確認するわけですから、かなりの感性を要求されます。

【乳癌】

乳癌は、リンパ節まで大きく広がっている場合は手術が必要ですが、組織検査で3〜4度程度であれば、手術しないで乳腺から抜くことができます。

もともと乳癌は卵巣からの転移であり、2〜3mmの卵巣癌は検査で発見されることはまずありません。

シコリとなっている乳癌に波動エネルギーを送り、柔らかくしておいてから乳腺に沿って卵巣までもっていき、卵巣癌の中心部分をたたくように崩し、大腿部内側（鼠径部）の8cmくらいにある乳腺の端から抜くように何回も行います。

組織検査3段階で1〜1年半くらい続けなければ、綺麗になくなりません。

子宮癌も組織検査3段階で、同じくらい時間はかかります。

子宮頸癌《けいがん》はパピローマ・ウイルスによるものと考えられ、ヒーリング・バスと併用で半年～10カ月くらい時間が必要です。

【不妊】

最近、若い夫婦で不妊に悩む人たちが多い。今まで改善してきた例を見ると、男女どちらかが自己免疫疾患であるケースがほとんどである。頭蓋咽頭－15～－12で内臓攻撃型で男性、女性ホルモンの働きが弱く、不妊、不育症となっているケースが多い。視床下部、頭蓋咽頭、脳下垂体を中心に全身のヒーリングを続けていけば、1年くらいで改善する。

また、卵管狭窄の場合は胆管狭窄とか尿管狭窄と同様にヒーリングによる細胞活性化により、4～6ヵ月くらいで正常化する。

・日常への応用例

【近視、老眼の改善】

目の毛様体《もうようたい》を呼び出して、波動エネルギーを送ります。週3回、2～3カ月で改善します。腎臓の機能改善が優先。

【薄毛の改善】

頸椎の中央にある毛根神経を呼び出して、薄毛の部分をマッサージします。手への反応が少なくなったら1回終了。週3回、3～6カ月でかなり改善します。

また、脳下垂体から出る男性ホルモンと女性ホルモンのバランスを整えることも必要です。また、脳下垂体から男性ホルモンと女性ホルモンのバランスを整えることも必要です。

【シミの改善】

皮膚の基底層にメラニン色素を出し続けているメラノサイト細胞を呼び出して、波動エネルギーを送ります。週3回。皮膚のサイクルは4～6週と言われており、2～3カ月で改善します。

【シワの改善】

シワのまわりの痛んだコラーゲン層を呼び出して、波動エネルギーを送り、痛んだコラーゲン層を活性化させます。2～3カ月で改善します。

【腹、大腿部のたるみの改善】

リンパオロシをして、ウォーキングや水泳など、有酸素運動を30分以上行うようにします。週2回以上、2～3カ月で改善。これは一時的ではなく続けた方がよいでしょう。

【胸を大きくする】

片手に乳腺（両方）を呼び出し、もう一方の手に脳下垂体を呼び出し、波動エネルギーを送ります。ただし、ホルモン、内臓の機能改善が優先することは言うまでもなく、年齢によっても改善はまちまちです。週3回程度、3～4カ月続けて効果がないようであれば、それ以上やっても意味がありません。胸筋を鍛えた方がよいでしょう。

【水虫の改善】

週3回のヒーリング・バスを続けると、約1カ月で改善します。お風呂の温度は42℃です。

【斜視の改善】

子供の斜視が起こる原因は現代医学では解っていませんが、今まで改善した例では、ほとんどが肝臓の右葉の部分に問題があり、眼球を動かす筋肉と肝臓の右葉に対して同時に波動エネルギーを送ると改善しました。肝臓の右葉の波動値が－13くらいまで改善すれば、子供の斜視が再発することはなくなります。

【蓄膿症の改善】

蓄膿症の原因はほとんどが大腸に原因があり、副鼻腔の右が悪い場合は横行結腸《おうこうけっちょう》の右、左が悪い場合は横行結腸の左の部分にというふうになっています。波動エネルギーを副鼻腔に送って、その原因を探して原因から改善することです。

【痔の改善】

痔が起こる原因は肛門のまわりの静脈の流れが悪くなることで、痔は慢性化します。直腸を良くすることが優先ですが、ある程度改善してから肛門のまわりの静脈の流れを良くすれば改善します。静脈のオロシ参考。

●2002年の挑戦

2001年3月から教室を開始し、1年で北海道から九州まで10数カ所、1教室で数人から数十人の人達が学んできた。そして、私が望んだように、学んだほとんどの人達が、私と同じようにヒーリングを直接でも遠隔でもできるようになった。

ヒーリング・スポットとして人々にバイタル・サイエンスを実践で教えていけるV.C.Aメンバーはまだまだ少ないが、いずれは百数十人の仲間が全国で教えていくことになるだろう。

この10年の間、現代医学では手におえない病気を数多く改善してきたが、まだまだ挑戦していない病気も数知れずある。残る人生、それらの病気に次々に挑戦していくことになるだろう。

2002年は、新たに脳性麻痺、難聴、視力障害など、その他肺癌、肝臓癌、乳癌、様々な自己免疫疾患、自閉症や精神病などの改善に取り組む。そして医学的にどのポイントを改善していけばよいか、私が教えていくことで誰でも病気を改善し、生涯、健康を維持していくことができる学問を一人一人に教えていくことが、私の残された人生の仕事だと思っている。

応 用 編

応　用　編

1　老・病を超える

教室で実践を学び、1年間ヒーリングを受けると、総合免疫力が+12から+16、松《しょう》果《か》体《たい》が+16から+18くらいに上昇します。

宇宙の法則と教室での実践を身に付け、実践を続けていくと2～3年くらいで総合免疫力が+18、松果体が+20くらいになります。すると老化が止まり、若返りを始めます。

松果体から出るホルモンはメラトニンといい、人間のホルモンの中心的存在だと思われます。奇跡のホルモンと言われるこのメラトニンは睡眠をつかさどり、若さを保つホルモンです。そのため、一般の人の松果体の数値である+16から、+18～+21くらいに向上すると、ホルモン分泌量が多くなるため若返りを始め、一定年齢まで若返ったら、それから何年、何十年でもそのまま若さを保っていきます。また、総合免疫力が+18～+21になると風邪や病気にかかりにくくなります。人間の課題である老・病から解放されることになるわけです。

われわれV.C.Aのメンバーの3分の1くらいはそうなっています。50代になっても40歳そこそこにしか見えません。60代、70代になってもほとんど見た目の身体年齢は変わらないことになります。おそらくこの中から120歳まで年をとることなく生きる人が出てくるものと思われます。V.A.（バイタル・アカデミー）のカリキュラムの中にある「生老病死を超えた人類」「進化した生命体を持つ新しい人類」、第五根源人種とは、こういうことなのです。

2　頭蓋咽頭の役割

頭蓋咽頭は身体と生命体を繋ぐ重要な部分ということが解ってきました。つまり－12、－15の頭蓋咽頭を持つ人は過去生において、宇宙の法則から外れた人生を送っていたということになります。また、現世の生活の中で宇宙の法則からずれてくると、頭蓋咽頭の数値が下がっていくことも解ってきました。

もちろん、これはバイタル・レベル6段階以上の生命体を持つ人に現れる現象です。

　　調和、共存、愛、平等、互恵

これが宇宙の法則です。

これに反するのが、

　　対立、競争、戦争、支配、搾取

です。現代社会では、まだまだ宇宙の法則に反する欲がどうしても働きます。自分ではやっていないつもりでも、例えば、会社の組織の中では知らず知らず支配力や権力を維持するために、嘘をついたり人を陥れた

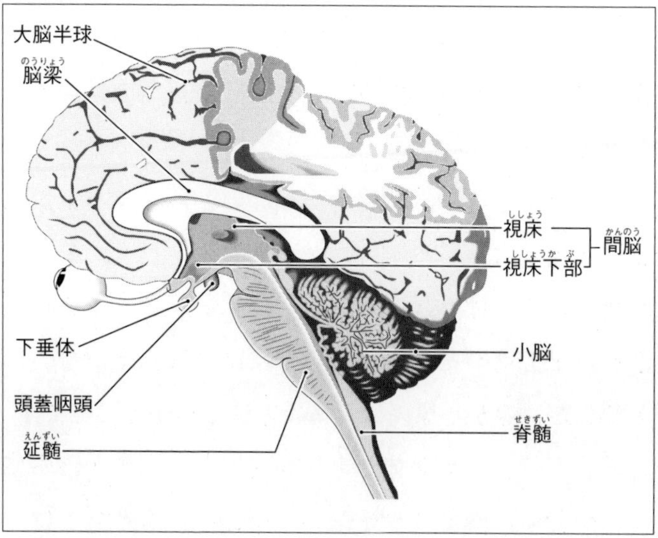

り、特に男性はこのようなことを行っている場合が多いようです。このように気づかずに人を恨んだり、陥れたり、支配しようとし続けていると、頭蓋咽頭のレベルは－15まで下がり続けます。そして体調はかなり悪くなります。

V.C.Aのメンバーの半分くらいは、身体や臓器のレベルは＋５～＋21とプラスの身体となっていますから、頭蓋咽頭が－15まで落ちると身体や臓器のレベルはだいたい－10くらいに落ちてしまいます。

では、＋15の身体から－10の身体に落ちるとどういうことになるのか。私も一度体験したことがあるので書いておきます。2001年10月から2002年２月頃のことです。

食事はできない、朝起きられない、何もやる気がしない、体重は落ちる一方、とかなり辛い日々が続きました。週に５日実践を行っている私がなぜ、頭蓋咽頭が－15まで落ちたのか、私自身には身に覚えがないことでした。しかし原因は、私の方にはなかったのです。私と「ツインの生命体」を持つ女性のレベルが落ちていたのです。つまりツインの生命体は、もともとは一体の生命体であったため、身体は男と女に分かれていても生命体では繋がっており、宇宙の法則は両方に厳格に働くわけです。2002年の気づきでした。

すぐに遠隔のヒーリングを始め、半年くらいでかなり楽になりました。バイタル・レベル6段階以上の生命体を持つ人には、本当に法則は厳格なのです。

さらに、気づかず同じことを続けていると、今度は生命体のレベルが下がり出します。

例えば、＋150の生命体を持つ人が間違った生活を続けた場合、

＋150 → ＋108 → ＋90 と下がっていき、最終的には－150まで下がっていきます。こうなると去りゆく生命体となります。

現社会においても、戦争で人を殺したり、戦争をさせたりしたら、これは同じことになります。バイタル・レベルはだいたい－30～－80くらいまで下がってしまいます。つまり来世は人間ではないということです。

このように生命の法則、宇宙の法則は厳格なのです。

この本が広く世界で読まれるようになれば、誰も人を殺したり、戦争をしたり、自殺したりしなくなるで

しょう。ユートピアは、自然と、地球に広がることになるのです。

3　感性レベルと脳波レベル

感性とは身体、三次元に属します。したがって、努力が必要となります。また、身体と同様に感性レベルも＋0〜＋21と、身体レベルと同じように数値を設定しました。

感性レベル＋21は現在、私だけです。次のレベルは＋20ですが、V.C.Aのメンバーの中には誰もいません。＋19のメンバーが1人いるだけです。その次は＋18が4人、＋17が2人、＋16が4人と続きます。

次に脳波レベルを紹介しておきます。

一般の人の覚醒時の脳波のレベルは18〜15ヘルツで、ベータ波といいます。たまにリラックスしている時など、アルファ波が出ることがあります。アルファ波は13〜11ヘルツです。三次元（身体）の生活から四次元（生命体）の生活に移行していくほどに脳波は下がり続けます。脳そのものが生命体の方に同調していくのでしょう。そしてやがて8～6ヘルツ＝シータ波に入っていきます。

6ヘルツの脳波は私だけです。8ヘルツはV.C.Aのメンバーの中に6人しかいません。11ヘルツのアルファ波は9人です（以上、2002年現在）。

私は、時々4ヘルツ（デルタ波）に入ることがありますが、その時の記憶は全くなくなってしまいます。誰かに電話しているようですが、電話の相手から連絡をもらうまで、全く解らないのです。四次元の生命体の意識が三次元の心理より強くなればなるほど脳波は下がってくるようです。

人間の脳の80パーセントは使われていないと言われていますが、生命体と繋がっていくと、どうも使っていない脳は生命体の方に支配されていくようです。したがって、使われていない脳が全て使われだすとしたら、これはとんでもないことになります。今まで6500年の記憶が全て蘇ることになるからです。世界のどの国の人とも、意志を通じ話をすることができるようになるわけです。

文化とはその時代、時代で花開くものです。そして消滅します。しかし、宇宙の法則は150億年前から一切、変化していないのです。生命体（本質）の法則も何ら変わっていないのです。

社会や文化は常に変わっていきます。現代で優良な企業もいずれは無くなるものなのです。国も同じです。いずれ無くなります。諸行無常の世界です。

しかし、生命体は永遠に存続し続けるものです。身体はなくなっても生命体は永遠であり、生まれ変わります。では、世界の人口の増加をどう説明するのかという人も多いのではないかと思われますが、生命体の世界は全宇宙ということになり、地球上の問題ではないということを理解すれば全く問題ではないことになります。

事実、われわれの生命体も実際は6番目の星で進化した生命体が地球に移住してきたものなのです。つまり、私達はもともと地球人ではないということになるのです。宇宙の歴史では、生命体が進化する6番目の星で最も進化した生命体、両性（男と女）を持つ生命体が太陽系に来て、太陽と地球となって地球に文明と人類を創造したのです（神の存在）。

日本の神話にはその片鱗が残されています。天照大神の伝説です。天照大神（女の生命体）は、つまり太陽を表しています。だから、太陽と地球だけが太陽系の中でバイタル・レベルが+1,000なのです。他の惑星は、+450～+350です。

ここまで書いてくると、読者はどう思うのでしょう。宇宙の歴史、その成立を本当に知りたいと思うのではないでしょうか。

ただ私も有体離脱した状態、つまり生命体を身体から分離できたことがないので、これ以上のことは想像では書けないのです。しかし、私が身体から分離する2007年までにはどうにか生命体の分離ができるようになり、もう一冊の本が出せることになるのではないかと思っています。

遥かなる生命体の起源と150億年の宇宙の歴史の中で、私達の生命体の進化の歴史を私が全て知り得たとしたら。

知的好奇心。これが人として最も大きな関心事だと思っています。私も30歳前後から宗教、哲学、心理学などに非常な関心を持ってあらゆる本を読んだものです。でも実際に自分がこういった立場にいて本を書くことになると、今まで読んできた本が1つのまとまりを持って、その本質、宇宙の本質を与えてくれたように思えます。今までの人生は全て何の無駄もなかったと思えてきます。これ以上の人生は今まで繰り返してきた49回の生まれ変わりの中で、最高の人生だったと確信できます。生老病死を初めて超えた人間として、今、私はそう思えるのです。

そしてこの本を読む全ての人がそうなれるのです。バイタル・サイエンスを学び、新しい人類に生まれ変わることができるのです。

リリースを受けフォースが使えるようになると誰でも解ります。人類は病から解放されるのです。生老病死を超えた人類に進化していくのです。

何も難しくはないのです。誰でも手にすることができるものですから。

4　V.Aカリキュラム

	実　践	法　則
1	感性（感じるようになろう） 臨界線（一番強く感じるところ） バイタル・フォース（生命体の力）の証明。 水の浄化（誰がやっても+21になること。学問となる） 食べ物、飲み物すべてを+21にして食べよう。	生命は永遠である。 前生、過去生、来生の証明。 カルマ（自分でまいた種は自分で刈り取らなければならない）
2	様々な物に使ってみよう。 ジュースの味変え→甘く・すっぱく変え確認。 みかんの味変えでプラスいくつになるか？ バイタル・ソースの存在の確認。 シンクロニティー（共鳴）した時、より大きなフォースが使えることを確認。	生命は進化（成長）する。 生命の進化（成長）は、肉体を持った時しかできない。 したがって、肉体を持つのは、宇宙の法則を体験し、生命を成長させるのが目的である。 宇宙の法則をバイタル・レベルに応用することで生命は成長する。

	実　践	法　則
3	感性を身に付けよう。 様々なものの反応の違いを知る。 波動の低い物（例えば、ステロイド系の薬、心臓の薬）と波動の高い水（+108）の反応の違い。 身体に良い物と悪い物の判断。	三次元（物質社会） 四次元（宇宙・生命体）の違い。 現代社会 →対立、競争、戦争、支配、搾取 ユートピア（宇宙の法則）→ 調和、共存、愛、平等、互恵
4	痛みをとろう。 肩、膝、腰　…。 片方の肩を変化させ軽くなる事を確認。	生命振動波（波動）とは、現代科学の検知以下の超微粒子である宇宙エネルギーであり、目に見えない空間や物質世界、全宇宙に存在する根本エネルギーである。 生命体や生命体のフォースのレベルを表すのに波動の数値を使って表している。 （波動の超革命）
5	熱感、刺激感の違い。 熱感（重み）、体液、血液系。 刺激感（冷たい）、神経系。	地球上の物質は－21～+21の間に、ほとんどを表すことができる。 健康に良いと言われている物は波動が高い。 プロポリス、ロイヤルゼリー、レイシ、黒胡麻等

	実　践	法　則
		は +60 である。 +108の水は、本当の聖水である。
6	内臓のだいたいの位置を知ろう。 痛み、重みには原因があることを知ろう。 一番反応の強い所が原因である。	生命を物理学的に捉えてみよう。 （波動の法則）を使って説明。 生命の進化（成長）とは、物理学的に言うと生命の粒子が小さくなり数が増え、広がりが大きくなる。
7	遠隔 遠隔による水の浄化、ジュースの味変え、 食べ物を +21 にする。	時間、空間、質量 無限、無辺、無量 } 三次元と四次元の違い 遠隔による無辺の証明、無量の証明、無限の証明。
8	遠隔による痛み取り。 家族・知人の体調を見る。 有名人の体調を見る。	自我と本質の違い。 心理（自我）とは、生まれてから今までの環境から、ついた癖。 生命体の意志と意識（直感）。 本質（生命体）の判断力を使うようにしよう。

	実　践	法　則
9	思念による水の浄化。 遠隔による臓器の反応を見る。	新しいサイクルの始まり。 第五根源人種の出現。 進化した生命体を持つ人類、生老病死を超えた人類。 病気がなくなる。勉強がなくなる。 戦争がなくなる。 バイタル・サイエンス（生命科学）が全てを変える。
10	遠隔による嘘と本当の違いを知る。 物事の善しあしの判断をする。 人の話に作為があるかないかを判断する。	我々の生命体は、バイタル・ソースの生命体の一部である。 生命体（本質）には、死も生もない。 永遠に形を変えていく。 進化（成長）し、次なる役割を宇宙の中で果たしていく。
11	○×△□のカードを使った当てっこゲーム！ 競馬の予想、相撲の勝負、野球のゲームで何点差でどちらが勝つか予想する。	バイタル・レベル10段階の意味。 そして、全ての生命体の進化最終目標は創造に荷担できる10段階（+1,000）になることである。

	実　践	法　則
12	身体（肉体）も生命体も自分の責任である。 健康な身体を維持していくこと。 法則を実生活に表現することで生命の成長を続けること。 三位一体（肉体、生命、意識）、共に成長していく。	鉄の法則（自分の生命とバイタル・ソースを否定すること）。 バイタル・リリースは、永遠の生命の中で1回きりしかないチャンスである。 生命は、成長（進化）するか、低下（退化）するか、どちらかしかない。 留まっていることはできない。 マイナスになった生命は、去りゆく生命となる。

現世を超えて

1　７つの封印が解かれる時

聖書の最終章、黙示録は、1992～2007年の現代を示す予言書です。

そして黙示録の最終部分では、この７つの封印が解かれる時、ミレニアム（千年王国）が始まると書かれています。

7つの封印とは、イエスが「ツインの生命体」であったマグダラのマリアにかけた７つの欲の封印です。

イエスが処刑され生命体となった時、イエスはマグダラのマリアが自分から分かれたツインの生命体「イブ」であることを知ったのです。イエスが処刑され、意識体となって以降、初めて姿を見せたのもマグダラのマリアでした。そして最も多く、6回も姿を見せています。

最初の時は、右腹部のヤリで刺された傷に触るなと言いました。まだ、物質化できなかったからです。

6回目の時は、傷に触れと言いました。実体化の仕組みが解ったからです。

しかしイエスは、その７つの欲の封印が間違っていたことに気づき、何とか解こうとしましたが、解くことはできませんでした。だから6回も姿を現したのです。

次にイエスは、その封印を解くことは、身体を持った時にしかできないことを知りました。生命体(本質)には時間がないのです。2000年代に再び身体を持った時にしか7つの封印を解くことができない。ゆえに聖書の形で弟子達に残させたのです。

7つの封印が解かれる時、それは、2002～2007年の間です。

釈迦を産んだ女性の生命体はマイトレイヤー（ミロクボサツ）であり、次がマグダラのマリアだからだったのです。釈迦は仏典の中にそのことを残しています。

黙示録では6つ目の封印が解かれた時、ルシファー(先駆けの者）の生命体は地球の核の中に1,000年間閉じ込められると記しています。ルシファーは、アダムとイブの時代から人類の悪の部分をそそのかしてきた存在です。こうしてミレニアム至福の千年王国が始まることになるわけです。

2　最後の審判の本当の意味

最後の審判は聖書の最終文です。再臨したイエスによって、人類は救われる人と救われない人に2分され、天上のユートピアが訪れると書かれています。

これは1,000年後に起こることです。1,000年の間に101個の生命の進化する星が誕生します。生命が進化する星は、その時、全宇宙で108個となるわけです。第2のビッグバンです。

おそらく150億年続いてきた宇宙の拡大はこの時止まるはずです。次なるビッグバンが起こり、次なる宇宙の進化がスタートすることになるのです。

そして地球上には、進化した生命体は1体も居なくなることになります。101個の星に移住しているからです。意識体となった我々101個の生命体の進化と宇宙の役割も1,000年続くわけです。いや、それ以降も続くのでしょう。

3　最終章

人間の本質は生命体にあります。永遠に続くものだからです。

身体は三次元で限界がありますが、永遠に続く生命体は、意識と記憶を持ち続けていくことになります。

釈迦は仏典の中でこのことを“自分の中に仏がいる”と表しています。

現代は大きな転換期です。人類が欲や権力、地位やお金を得ることを重視している時代から、永遠の生命をベースに生きる時代への転換期なのです。なぜなら、来世に持っていけるのはバイタル・レベルだけなのですから。

生命の法則（宇宙の法則）を本当に人類が身に付けた時、ユートピアは地球上に実現していきます。環境汚染、二酸化炭素の増加、森林破壊、オゾンホールの拡大など、人類が地球上で生きていくうえで課題となっている問題全てを、バイタル・サイエンスで解決していくことができるのです。台風の進路を変えることも気象をコントロールすることも、バイタル・サイエンスでは可能なことなのです。

この100年の技術革新は物凄いものでしたが、その反面、地球環境の破壊もすさまじいものでした。

そのことに気づいた人類は、環境問題に取り組み出しました。

バイタル・サイエンスは、人類にとり全く新たなブレイクスルーであり、新しい時代1,000年間の最も重要な科学となっていくでしょう。

人類は病から解放され、永遠の生命をベースにした時代、ミレニアム（至福の千年王国）が始まります。

[付]

●ミレニアム（千年王国）の予定

（全て過去生の名前です）

1世代　1997～2007年　4月3日

DC6500年	赤色系アダム	赤色系イブ
DC4000年	エロス	アフロディーテ
AC2500年	シャーリプトラ	キーサゴータミ （マイトレイヤー、ミロクボサツ）
AC2000年	イエス	マグダラのマリア
AC1500年	フェルナンド5世	フェルナンド5世の長女

2世代　2007～2017年

褐色系のアダム	褐色系のイブ
マウドガリヤーヤナ	マールンクヤ
ペテロ	ベタニアのマリア
フェルナンド5世の次男	フェルナンド5世の妻

3世代　2017～2027年

白色系のアダム	白色系のイブ
アニルッダ	?
ヨブ	ヴェロニカ

4世代　2027～2037年

黄色系のアダム	黄色系のイブ
ヘルメス	?
ラザロ	?
フェルナンド2世	?

5世代　2037～2047年

黒色系のアダム	?
神官ラタ（ラー）	?
釈迦	?

6世代　2047～2057年

パウロ (2世代の子)	?

7世代　2057～2067年

マタイ (3世代の子)	?

8世代　2067～2077年

ヨハネ (4世代の子)	?

9世代　2077～2087年

ゼンベイダイのヤコブ (5世代の子)	?

10世代　2087～2097年

トマス (6世代の子)	?

11世代　2097～2107年

バルトマイ (7世代の子)	?

12世代　2107～2117年

マタイ (8世代目の子)	?

13世代　2117～2127年

フィリップ (9世代の子)	?

14世代　2127～2137年

アンドレ (10世代の子)	?

15世代　2137～2147年

ヤコブ (11世代の子)	?

16世代　2147～2157年

ガンジー	ナイチンゲール

17世代　2157～2167年

モーゼ	マルタ

18世代　2167～2177年

ヨセフ	聖母マリア

19世代　2177～2187年

ヘプトサプト	?
聖徳太子	イザベル （スペイン初代女王）

20世代　2187～2197年

サロメ	ヨハネ

21世代　2197～2207年

スブーティ	?
エルダト	ソファー

22世代　2207～2217年

クローパスの息子	?
ヤコブ	?

23世代　2217～2227年

ヴァイデヒー夫人	マリアの次男
クラウディア	トマス

24世代　2227～2237年

アサフ	?

25世代　2237～2247年

マツテヤ	テミヤ

26世代　2247～2257年

シモン	?

27世代　2257～2267年

ヨセフ、クローパス	テミヤ

28世代　2267～2277年

?	マリヤクローバス

29世代　2277～2287年

?	サラ（トマスの妻）

30世代　2287～2297年

?	卑弥呼

31世代　2297～2307年

?	サラ（もう1人の娼婦）

101世代　3007年まで続く。

●バイタル・サイエンスを伝えていく人々へ

1　本物であること

　　（永遠に変わらない学問）

2　経済的であること

　　（その時代、その国の人々が誰でも手にすることができるものであること）

3　自由であること

　　（何にも縛られず何の規制もないこと）

4　簡単で難しくないこと

　　（頭の学問ではなく実践の学問であること）

5　倫理的で、誰でも理解できる科学的なものであること

6　理解し、身に付いたら、幸せな生き方ができることを一人一人が、実現していくこと

7　一人一人が、宇宙の法則に沿った生き方をして、ユートピアを家庭に、地域に、社会に、国に、地球に創造していくこと

●代々の一者へ
（伝え遺す言葉）

この5年の間に私が得たフォースを、私が気づいた実践を、あなた達に全て与え、教えてきました。

イエスは、最後の晩餐の時、弟子達1人1人の足を自ら洗い、拭きました。

「あなた達のうちで最も偉大な者は全ての人に仕える」ということを弟子達に教えたかったからです。しかし、イエス亡き後、弟子達は宗教として組織をつくり、権力をつくってしまいました。

私に続く、代々の一者の皆さん、私があなた達に全てを与え続けたように、あなた達は全ての人に与え続けてください。

「他の人々の幸せの経路たれ」

「最も尊き者は全ての人に仕える」

このことを決して忘れてはなりません。

リンパオロシが人にかしずく姿となっているのも偶然ではないのです。

あとがき

私がこの本を書いた目的は、人類に、この学問（バイタル・サイエンス）を残し、1,000年間伝えていくことにあります。

表題は、サイエンス・オブ・バイタルにしようかとも思いましたが、1,000年間、読み伝えられる本として、サイエンス・オブ・バイブルにすることにしました。

私は今生、身体を持ち、平凡に家庭を持ち、平凡に3人の子育てもしました。ただ、この10年間の気づきの中で自分の過去生を見ることができるようになり、遥かなる生まれ変わり、生命体の歴史をたどって見ました。

現文明の始まりは、5組のアダムとイブからと言われています。赤色系、褐色系、白色系、黄色系、黒色系の5組のアダムとイブがいたのです。

赤色系アダムの32回目の生まれ変わりが、インドの釈迦の弟子である舎利仏（シャーリープトラ）であり、33回目の生まれ変わりがイスラエルのイエスでした。

私の男の前生は、1500年代、スペイン初代王朝、女王イザベルの長男として生まれました。フェルナンド5世と歴史上で呼ばれています。この時が45回目で、今生の私は、49回目の生まれ変わりです。女性としても何回も生まれましたが、ほとんど短命でした。

生命体の歴史に偶然はありません。いつも必然があって身体を持って、その時代に集まっています。私の全国の仲間であるV.C.Aのメンバーを調べていくと、1500年代のスペイン、イタリア、ポルトガル、バチカンに、ほとんど私と同じように身体を持ち、同じ地域に集まっていました。

2000年前には、もっと多くの生命体が、イスラエル、ローマ、エジプトに私の生命体と一緒に群生していました。また、2500年前のインドにおいても同じでした。そして、この2001年にスタートした新しい世紀には、歴史上、私の生命体と接してきた数多くの生命体が身体を持ち、集まってきているのです。

なぜ、身体を持ち集まってきているのか。それは、この学問（バイタル・サイエンス）を学び、カルマを克服し、幸せを手にし、この学問を伝え、残していくためです。全人類が進化した生命体を持つ人類（第五根人種）に移行するのに、1,000年は、かかると思われるからです。

伝えていく方法は、宇宙の法則に沿った方法でなければなりません。組織や権力をつくらず、お金を集めず、その時代、その国の社会に反せず、いつも経済的で、その時代、その国の人々が誰でも手にすることができるものでなければなりません。

あくまで、調和、共存、愛、平等、互恵（宇宙の法則）を守っていくことです。

現在のV.C.Aの教室は月１回、日曜日と水曜日に各地で行っています。現状では月１回、私が各地に出向いて教室を行っていますが、光ネットなどで全国が繋がるようになれば、いくらでも遠隔教室を増やしていけばよいでしょう。この本はその教材となっていきます。

この本を手にした皆さん、くれぐれもお願いします。

静かに見守っていてください。バイタル・サイエンスの出す結果と事実だけを見続けてほしいのです。

この学問が人々の間に広がっていけば、自然に社会システムも変わっていくでしょうし、科学も時代も変わっていくでしょう。ユートピアは、家庭に、地域に、社会に、国に、そして地球にと、ゆっくりと広がっていくことになります。

2002年4月3日

著者プロフィール

SEISHI・K

1973年　日本大学商学部卒。
その後、会社員となり数社に勤務する。
1992年3月　このフォース（力）に出会う。
1996年11月　健康コンサルタントとして税務署に個人事業の開業届を出す。
1997年　任意団体V.C.A（バイタル・コンサルタント・アソシエーション）を創立する。
2001年3月　V.A（バイタル・アカデミー）教室を全国で始める。

人類は病から解放される
サイエンス・オブ・バイブル ミレニアム（千年王国）を生きるために

2003年7月15日　初版第1刷発行
2006年8月10日　初版第2刷発行

著　者　SEISHI・K
発行者　瓜谷 綱延
発行所　株式会社文芸社
〒160-0022　東京都新宿区新宿1－10－1
電話　03-5369-3060（編集）
03-5369-2299（販売）

印刷所　図書印刷株式会社

ISBN4-8355-5984-3